ÉTUDES MÉDICALES

SUR LES

TRAVAUX DE LAËNNEC.

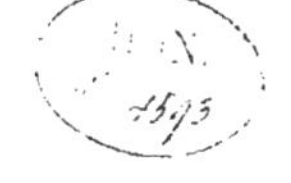

THÈSE

Présentée et publiquement soutenue

A la Faculté de médecine de Montpellier, le 29 Août 1851;

PAR

JEAN-BAPTISTE SOUDRE,

d'Hasparren (BASSES-PYRÉNÉES);

POUR OBTENIR LE GRADE DE DOCTEUR EN MÉDECINE.

MONTPELLIER,

IMPRIMERIE DE RICARD FRÈRES, PLAN D'ENCIVADE, N° 3.

1851.

ÉTUDES MÉDICALES

SUR

LES TRAVAUX DE LAËNNEC.

Parmi les médecins qui, à différentes époques et chez toutes les nations, ont frappé les regards de leurs contemporains par la puissance du génie et l'importance des découvertes, il n'en est point, selon nous, de plus illustre que Laënnec. Originaire d'une contrée qui a donné naissance à trois innovateurs puissants en politique, en religion, en philosophie, en médecine, il a innové à son tour ; mais plus sage, et, par cela même, plus heureux que ses rivaux, qui ont compromis, par les écarts d'une imagination ardente, le succès de leurs théories réformatrices, il a soumis l'activité de son esprit au contrôle de la plus sévère, de la plus patiente observation, et créé, par ce moyen, une science nouvelle dont les bases ne sauraient périr. Quelle différence entre Broussais et Laennec ! Et vit-on jamais de contraste plus étonnant que celui offert, au commencement de notre siècle, par ces deux médecins célèbres ? L'un, dominé par la fougue de son tempérament, prodigue, dans sa diction forte et colorée, les mouvements les plus oratoires, fait appel à toutes les subtilités de la dialectique, ramène à une seule et même origine toutes les maladies, et substitue presque toujours à la lumière de la vérité les fausses lueurs de l'esprit de système ; l'autre, doué d'un caractère paisible et doux, expose et développe, dans un langage simple et modeste, les éléments de sa méthode, emprunte rarement les formes ambitieuses du syllogisme et de l'argumentation, repousse les vues exclusives, et s'appuie toujours, dans sa marche, sur les résultats d'une longue et sage expérience. Le premier ne se borne pas à écraser ses adversaires sous le poids de ses raisonnements : il les immole encore au ridicule dont il manie les armes avec une agilité et une puissance incomparables ; le second paraît uniquement songer aux intérêts de la vérité, répond avec modération et calme aux attaques de ses contradicteurs, s'adresse toujours à l'esprit qu'il cherche à éclairer, et jamais à la passion qu'il semble craindre d'émouvoir. L'auteur de l'examen des doctrines médicales a la prétention d'ébranler l'édifice des traditions anciennes, et de bâtir sur des ruines; l'auteur du traité d'auscultation se contente d'agrandir le monument de la science dont les fondements ont été creusés par ses prédécesseurs. Aussi la gloire de ces deux réformateurs sera-t-elle bien différente dans la postérité : les grandes espérances qu'avait conçues Broussais pour l'avenir de son système sont maintenant trompées ; l'autorité de son nom va décroissant de jour en jour; la renommée de Laënnec, au contraire, n'a rien perdu de son éclat.

Je me suis proposé d'indiquer, dans cette thèse, les titres principaux de ce dernier à l'estime et à la reconnaissance des médecins consciencieux et expérimentés. Mon intention n'est pas de faire simplement un éloge; je veux encore relever les erreurs du savant sur lequel j'ai entrepris de porter un jugement. J'ai lu avec soin, avec attention, les ouvrages de ce praticien si distingué; j'ai vérifié plusieurs de ses observations par mon expérience personnelle ; j'ai parcouru les écrits des pathologistes les plus célèbres, antérieurs à Laënnec, pour savoir, d'une manière précise, où en était la science des maladies de poitrine quand il est venu lui imprimer un nouveau mouvement ; j'ai consulté enfin les travaux des médecins les plus éclairés de nos jours, qui, repassant sur les traces de l'illustre professeur, ont approuvé ses doctrines quand elles sont saines, et combattu ses idées toutes les fois qu'elles ne semblent pas suffisamment appuyées sur l'expérience. Mes observations seront, assurément, loin d'être neuves. Je résumerai les opinions des maîtres de la science ; je m'attacherai surtout à être exact et impartial dans cet examen, et je préserverai ma plume, autant qu'il est en moi, des égarements de l'enthousiasme et des suggestions de l'esprit de dénigrement.

Les travaux de Laënnec se rapportent surtout à l'anatomie pathologique et à la séméiologie ; je l'envisagerai donc, le plus souvent, sous ces deux aspects divers : au reste, ces deux branches de la science qui se prêtent un mutuel appui, et sur lesquelles il a répandu tant de lumière, obtiennent une part à peu près égale dans le Traité d'auscultation dont l'analyse formera le principal objet de cette thèse.

Avant de procéder, cependant, à l'examen de son ouvrage le plus important, il convient de mentionner, ce nous semble, quelques mémoires plus ou moins remarquables par lesquels il débuta dans la carrière de la médecine, et qui annonçaient, d'une manière assez franche, ce que l'on devait attendre plus tard de son génie.

Laënnec présenta et lut, en 1804, devant la Société de la Faculté de médecine dont il était membre, un mémoire sur les vers vésiculaires, et principalement sur ceux qui vivent dans le corps humain. Il décrit, dans ce mémoire, plusieurs espèces nouvelles qu'il a découvertes et qu'il rapporte au genre cysticerque. L'article qu'il a fourni, en 1812, au Dictionnaire des science médicales, se rattache au même travail. Plus heureux que tous les naturalistes qui l'avaient précédé, il a démontré l'existence des organes de la génération chez le mâle et la femelle des ascarides lombricoïdes. Cet article sera lu avec fruit par le médecin, à cause des détails judicieux qu'il renferme sur les signes de la présence de ces vers dans l'intestin, et sur les moyens de l'en débarrasser.

Personne, avant Laënnec, ne connaissait la membrane située entre la dure-mère et la pie-mère. Cet anatomiste a pu disséquer cette membrane interne, et, dans un numéro du Journal de médecine auquel il travaillait avec Corvisart, il indique un procédé au moyen duquel il est parvenu souvent à isoler cette membrane dans l'étendue d'un pouce carré, sans y faire la plus légère ouverture. On lui doit également la découverte d'une membrane propre au foie, et qui tient en même temps au péritoine par un tissu cellulaire assez lâche. Il a rencontré une tunique entièrement analogue sur la rate et les reins.

Enfin, il a, le premier, décrit une capsule synoviale située entre l'humérus et l'apophyse acromion. Toutes ces observations ont été reconnues exactes, et on les trouve reproduites dans les traités d'anatomie de l'époque actuelle.

Laennec étant encore étudiant en médecine, fixa le premier les idées sur une affection qu'on regardait, avant lui, comme une inflammation de l'estomac, de l'épiploon, des intestins grêles, du mésentère et de la vessie. Il prouva que cette maladie n'est qu'une inflammation chonique plus ou moins générale du péritoine. Ce mémoire remarquable donne des notions très-précises et très-justes sur le siége, les lésions organiques et les signes de la péritonite chronique. Il soutint deux thèses, en 1804, pour obtenir le grade de docteur en médecine. L'une est écrite en latin, et l'autre en français. Dans la première, l'auteur ne craint pas d'avancer qu'Hippocrate n'a probablement jamais existé; que les ouvrages qui lui sont attribués sont, du moins en partie, antérieurs de plusieurs siècles à la guerre du Péloponèse, et il penche à croire qu'il en est de cette dénomination comme de celle de Pharaon appliquée par les anciens aux divers rois qui ont gouverné l'Égypte. L'opinion du jeune candidat ne saurait réunir tous les suffrages, et les savants modernes ont assez bien démontré, selon nous, qu'Hippocrate, dont nous admirons tant le génie universel, a consulté les tablettes votives, fruit de l'expérience de plusieurs siècles, qui étaient déposées dans le temple de Cos, dédié à Esculape, et qu'il en a rassemblé, combiné les résultats, dans ses ouvrages, avec une précision, un jugement et une sagacité au-dessus de tout éloge. Dans la thèse écrite en français, Laënnec analyse rapidement les doctrines d'Hippocrate relatives à la médecine pratique, et, après avoir observé que ce médecin considérait la fièvre comme une affection simple, toujours identique, qui ne diffère que par le type, il lui reproche de ne s'être pas élevé à l'idée d'un système complet de nosologie : cette assertion ne manque pas, il est vrai, d'exactitude, mais cette critique est assurément dépourvue de justesse. Tous ceux qui, depuis Hippocrate, ont voulu généraliser et systématiser la science des maladies, ont fini par différer tellement les uns des autres, qu'au lieu de se rapprocher de la vérité, ils ont donné naissance à mille théories contradictoires et ridicules dont les conséquences ont été d'une application très-dangereuse dans la pratique. Laënnec lui-même a, dans ses beaux travaux, donné le démenti le plus éclatant à son opinion que nous venons de combattre. Au reste, si les deux thèses dont nous venons de parler ne se recommandent pas absolument par la sagesse et la modération qui ont plus tard formé deux des caractères principaux de son talent, elles annoncent cependant un esprit profondément versé dans l'étude et la connaissance des langues anciennes, et l'on y entrevoit avec plaisir les premiers traits de cette indépendance et de cette originalité qui sont l'attribut spécial des intelligences créatrices.

La découverte de la mélanose, en 1806, est un

des faits les plus importants de l'anatomie pathologique. On ne peut cependant pas dire que ce fût une vraie découverte, car Bonet, Bartholin, Malpighi, Morgagni, Lorry et Haller, ont tous cité des exemples qui se rapportent, suivant les apparences, à la même affection. Toutefois l'auteur dont nous analysons les écrits traça le premier une description parfaitement exacte de cette altération anatomique, et lui donna le nom de mélanose qui lui est encore aujourd'hui conservé. Laënnec regardait la mélanose comme un tissu accidentel, et voyait en elle une des variétés du cancer.

Cette opinion, admise par Meckel, Walther et Alibert, a été vivement combattue par Gohier de Lyon, et surtout par Breschet. Ce dernier, dans son mémoire de 1821, a démontré que le dépôt de la mélanose s'opère généralement dans les cellules adipeuses. Il a, comme Laënnec, observé cette altération dans la plupart des tissus de l'économie vivante; mais loin de l'envisager, à l'exemple de son devancier, comme un tissu accidentel ou une espèce de cancer, il a prouvé qu'elle était un simple dépôt de matière colorante du sang et de fibrine. Laënnec s'est trompé, comme on voit, dans ses conjectures sur la formation première et la nature de la mélanose; mais on ne peut lui contester le mérite d'avoir, le premier, au commencement de notre siècle, appelé l'attention des médecins sur une affection perdue de vue depuis très-long-temps ; et les considérations pratiques qu'il tire de l'observation des sujets atteints de cette maladie, n'ont encore rien perdu de leur justesse et de leur valeur.

Laennec était bien inspiré quand il avançait, en 1812, dans le Dictionnaire des sciences médicales, que l'ouverture répétée des cadavres prouverait un jour l'existence de tous les modes de lésion dans les diverses parties du corps humain. Ses prévisions se sont vérifiées depuis et d'une manière bien éclatante. Il divisait, à cette époque, toutes les altérations organiques en quatre classes : 1° altérations de nutrition ; 2° altérations de forme ou de position : 3° altérations de texture produites par un agent extérieur ; 4° altérations causées par les corps étrangers animés. Cette classification a été regardée comme très-défectueuse. Les monstruosités d'abord n'y tiennent aucune place, et l'auteur a négligé entièrement les considérations relatives aux lois de l'organogénésie. De plus, cette division repose sur deux bases très-différentes, puisque l'une est physiologique et l'autre nosologique. Laënnec n'était pas très-satisfait, sans doute, du cadre qu'il avait choisi, puisqu'il aimait à reconnaître que les progrès ultérieurs de la science en feraient peut-être un jour sentir les imperfections. Dans tous les cas, sa division des tissus morbides en tissus analogues et hétérologues est éminemment heureuse : elle a conduit à de très-beaux résultats les savants qui depuis ont marché dans la même carrière.

Nous devons encore au même anatomo-pathologiste la connaissance des cancers encéphaloïde et colloïde dont les formes ont été décrites par lui avec une clarté et une précision incomparables. Il les considérait comme des matières morbifiques tout-à-fait étrangères à l'organisation des tissus où elles viennent se former, et cette opinion a victorieusement résisté, selon nous, aux arguments que Broussais, Breschet, Ferrus, Andral et Cruveilhier, ont dirigés contre elle.

Laënnec a mis, à la suite du Traité des hernies de Scarpa, publié par Cayol, une note sur une nouvelle espèce de hernie qu'il a rencontrée quelquefois et qu'il propose de nommer extra-péritonéale. Dans les cas qu'il a observés, le sac herniaire offrait un prolongement latéral, lequel rentrait dans l'abdomen par un point différent de celui de sortie.

Nous mentionnerons, enfin, un article très-intéressant, inséré dans la Bibliothèque Médicale, où l'auteur expose et apprécie avec beaucoup d'équité le système de Gall sous le double rapport de l'anatomie et de la physiologie. La première partie de cet extrait est un modèle de convenance et de lucidité ; la seconde respire une chaleur et un mouvement qui ne sont pas ordinaires au style de Laënnec. Cet article contient en substance presque toutes les objections faites depuis à la doctrine fameuse et paradoxale du physiologiste allemand, et c'est, à ma connaissance, le premier où l'on ait observé que l'idée mère de la phrénologie se trouve tout entière dans les ouvrages des médecins arabes.

Une carrière nouvelle et brillante va s'ouvrir maintenant pour la médecine pratique, et le champ des hypothèses va se limiter et se rétrécir, du moins, pour une classe importante et nombreuse de maladies. A Laënnec revient cette gloire, et, depuis ce médecin, nous pouvons assister, en quelque sorte, aux phénomènes pathologiques qui se passent dans l'intérieur de la poitrine. Ce résultat si étonnant, il l'a obtenu à l'aide d'un moyen bien simple, à l'aide de son stéthoscope. Mais la découverte de l'auscultation est-elle due réellement à Laënnec, ou bien n'a-t-il eu que la gloire de perfectionner cette invention ingénieuse? Arrêtons-nous ici un moment, et tâchons de jeter quelques lumières sur une question si intéressante. Des savants ont affirmé que la méthode d'auscultation était connue des anciens; qu'elle était, pour eux comme pour nous, un élément de diagnostic; mais les preuves apportées en faveur de cette opinion sont-elles bien décisives et bien convaincantes? Il est vrai qu'il est question, dans Hippocrate, du grondement des viscères dans la poitrine, du chant des poumons, du cri du sang dans ses vaisseaux, de la respiration bourbeuse que l'on entend lorsque la poitrine ne se contracte plus; mais où a-t-on vu, par exemple, qu'Hippocrate connaissait le râle crépitant et le râle bronchique? J'admettrai donc, si l'on veut, que les médecins anciens n'ont pas été entièrement étrangers à l'auscultation, qu'ils l'ont pratiquée même en quelques circonstances; mais je ne saurais croire qu'ils en aient fait l'objet d'une science régulière et bien organisée, et qu'elle soit devenue, pour eux, un moyen sûr et infaillible de diagnostic. Bayle est le premier des médecins modernes qui se soit avisé d'appliquer l'oreille sur la poitrine, pour étudier, avec plus d'exactitude, les mouvements du cœur. Laënnec lui-même le reconnaît dans son ouvrage. Quand celui-ci, quelques années plus tard, explorait, avec un rouleau de papier fortement serré, les battements du cœur sur une personne atteinte de maladie de cet organe, il n'était qu'imitateur de Bayle; mais où il fut original et inventeur, c'est lorsque, obéissant à cet esprit de rapprochement qui caractérise les grandes intelligences, il appliqua, de suite, à l'étude des maladies du poumon, un procédé qui lui avait si bien servi à distinguer les bruits circulatoires. Laënnec a eu tort de croire et de soutenir que son instrument constituait la partie la plus essentielle de sa découverte: cette question est jugée depuis long-temps, et nos praticiens, aujourd'hui, mettent à peu près sur la même ligne les résultats de l'auscultation simplement immédiate, et ceux que l'on obtient au moyen du stéthoscope. Il est donc évident, pour nous, que l'auscultation du cœur est due à Bayle; mais celle des poumons appartient à Laënnec.

Tous les historiens de médecine ont uniformément répété que la méthode d'auscultation devait sa naissance à un heureux hasard : rien n'est moins, selon nous, conforme à la vérité. L'idée de Bayle était d'abord très-simple et très-naturelle; l'esprit d'imitation dirigea plus tard Laënnec dans la même voie que son condisciple et son rival; l'esprit de rapprochement le conduisit aussitôt à généraliser la même méthode; une inspiration éminemment théorique, et fondée sur la connaissance des propriétés physiques de la matière, lui suggéra l'idée de son stéthoscope : le hasard n'a donc été pour rien dans ces inspirations diverses, et nous soutenons que ce mot doit être désormais effacé de l'histoire des commencements de l'auscultation.

Nous avons prouvé et nous devons donc reconnaître que Laënnec est, du moins chez les modernes, le véritable créateur de l'auscultation pulmonaire; mais il ne s'est point borné à l'inventer, il en a fait une science qu'il a seul, et par la force de son génie, constituée et même organisée d'une manière à peu près complète : armé de son instrument, il a marché pendant trois ans de créations en créations, de découvertes en découvertes; il a signalé une foule de maladies très-mal connues avant lui. Jamais homme ne surmonta plus de difficultés avec tant de bonheur, ne déploya jamais plus de ressources pour féconder une idée simple, n'atteignit jamais plus de résultats importants, avec autant de hardiesse, de promptitude et de sûreté.

Le livre sur l'auscultation médiate doit être regardé, malgré la modestie de son titre, comme un traité complet des maladies de poitrine. Toutefois les recherches séméiologiques forment la portion la plus intéressante et la plus originale de ce travail : elles produisirent, quand elles furent publiées la première fois, une sensation très-vive dans toute l'Europe médicale ; elles constituent, encore aujourd'hui, le premier titre de leur auteur à l'estime de la génération présente, comme aux suffrages de la postérité. Nous allons maintenant donner une idée de cet ouvrage; mais, pour mieux faire sentir la grandeur des services que Laennec a rendus aux praticiens de tous les temps, nous indiquerons quelquefois, d'une manière abrégée, l'état de la science au moment où il est venu l'enrichir de ses belles découvertes, et nous comprendrons ensuite à peine qu'il ait suffi de trois années pour atteindre des résultats que le génie de l'homme poursuivait inutilement depuis plus de vingt siècles.

Le Traité d'auscultation est divisé en deux parties bien distinctes dont l'une embrasse les maladies du poumon et l'autre celles du cœur. Nous suivrons le même ordre dans nos observations.

Parmi les affections variées des voies respiratoires, il en est sur lesquelles on n'avait, au commencement de notre siècle, que des idées inexactes et très-peu précises. L'emphysème pulmonaire, par exemple, avait presque entièrement échappé à l'attention des praticiens; on n'en connaissait ni la cause, ni les altérations anatomiques; on n'avait jamais saisi la corrélation de ses symptômes avec la lésion qui le caractérise. Grâce aux travaux de Laennec, nous savons aujourd'hui qu'elle est un des effets les plus ordinaires du catarrhe, et les médecins n'ont pas appris, sans étonnement, que la plupart de ces dyspnées nerveuses, depuis si long-temps confondues sous le nom générique d'asthme, proviennent, le plus souvent, de l'emphysème pulmonaire.

Aucun des auteurs dogmatiques de l'antiquité n'avait encore parlé de l'œdème du poumon; leurs observations se rapportent uniquement à l'hydrothorax. Quelques médecins, chez les modernes, l'ont cependant mentionné. Laennec a seul bien fait connaître cette maladie; mais il s'est trompé quand il a cru qu'elle est toujours essentiellement chronique dans sa marche.

Les observations de pneumothorax étaient extrêmement rares avant l'invention du stéthoscope.

Itard en avait fait le sujet d'une courte dissertation. Cependant Riolan avait déjà, dans certains cas qu'il rapportait aux hydropisies de poitrine, vu sortir, après la ponction, au lieu de pus et de sérosité, de l'air qui s'échappait avec explosion. Willis a conservé l'histoire très-remarquable d'un cas d'hydro-pneumothorax traité avec succès par l'empyème ; et Combalusier parle d'une ponction faite, sous les yeux de Barbeyrac, dans un cas présumé d'empyème, où il ne sortit que de l'air avec un bruit très-sensible. Laënnec n'a pas eu l'avantage, il est vrai, de signaler, le premier, cette altération anatomique ; mais on est obligé de reconnaître que, seul, il en a fixé le diagnostic de manière à ne laisser presque jamais aucun doute. Sonorité extrême du côté affecté, et absence complète du bruit respiratoire, excepté à la racine du poumon, tels sont les caractères au moyen desquels on distinguera toujours le pneumothorax de toute autre maladie du poumon, et même de l'emphysème avec lequel on pourrait autrement le confondre.

La gangrène partielle du poumon était jusqu'ici fort peu connue. Bayle avait décrit quelques-uns de ses effets, mais il a donné une très-fausse idée de cette affection en l'envisageant comme une espèce de phthisie.

L'apoplexie pulmonaire, enfin, était rangée parmi les cas les plus rares, puisqu'on n'en connaissait que deux ou trois exemples. On ignorait également quels en étaient les symptômes; car, dans ces cas, les malades, après s'être couchés sans éprouver d'indisposition sérieuse, avaient été trouvés morts dans leur lit. Les caractères anatomiques et les signes diagnostiques de cette maladie ont été, pour la première fois, très-bien décrits dans le Traité d'auscultation.

Les médecins antérieurs à Laënnec avaient des notions plus étendues et plus complètes sur la pleurésie et la pneumonie: ils les distinguaient même le plus souvent l'une de l'autre dans la pratique; mais leurs distinctions, en théorie, étaient, on peut le dire, très-défectueuses. Si je consulte, en effet, leurs ouvrages, voici ce que je trouve. Cullen comprend, sous le nom de pneumonie, toutes les inflammations qui affectent, soit les viscères contenus dans la poitrine, soit la membrane dont la surface interne de cette cavité est recouverte; car aucun signe, dit-il, ne peut servir à déterminer exactement le siége différent de la maladie. Sydenham regardait la pleurésie et la pneumonie comme la conséquence d'un état inflammatoire du sang. Stoll n'est occupé que de sa diathèse bilieuse qu'il poursuit sous toutes les formes qu'elle emprunte. Morgagni croit que la péripneumonie n'est pas distincte de la pleurésie. Haller professe la même opinion. Sarcone s'attache à démontrer que ces deux affections sont identiques, et Portal affirme que la pleurésie ne diffère pas essentiellement de la pneumonie. Dehaën, qui n'a jamais cru à l'identité de ces deux maladies, a déployé, mais infructueusement, la plus grande finesse et la plus grande sagacité d'esprit pour déterminer les caractères propres qui les séparent l'une de l'autre. Laennec, enfin, a repris la question. Réunissant et combinant toutes les données que lui fournissaient l'étude de l'anatomie pathologique, la méthode de percussion et surtout celle d'auscultation, il a résolu ce problème de la manière la plus satisfaisante, et l'on peut dire qu'aujourd'hui, dans presque tous les cas, le diagnostic différentiel de la pneumonie et de la pleurésie est susceptible de la plus grande exactitude. Je n'entrerai point ici dans le détail de tous les signes caractéristiques que Laennec a choisis et analysés avec tant de bonheur, et qui lui ont servi à tracer une symptomatologie si exacte et si complète; les limites dans lesquelles je suis obligé de me renfermer ne me permettent point de semblables développements; il me suffira de dire que, suivant notre auteur, l'égophonie et l'absence de la respiration, excepté à la racine du poumon, indiquent une pleurésie; que la diminution de la respiration et le râle crépitant signalent l'existence de la pneumonie; et que la matité du son obtenu, dans ces deux cas, au moyen de la percussion, concourt à donner au diagnostic un haut degré de certitude.

Il en a été à peu près de même de la phthisie comparée au catarrhe chronique. Cullen se trompe quand il croit différencier suffisamment la phthisie de ce catarrhe, en affirmant que le dernier n'est jamais accompagné de la fièvre hectique. Sauvages admet vingt espèces de phthisies, et ne cherche pas à établir de distinction entre ces deux affections. Portal n'avait sans doute pas une idée bien exacte de la phthisie, puisqu'il soutient que, sur 111 sujets atteints de cette maladie, et dont il raconte l'histoire dans son ouvrage, 40 ont eu le bonheur de guérir radicalement. La définition que Thomas Reid a donnée de la phthisie pulmonaire pourrait s'appliquer tout aussi bien au catarrhe chronique, et le médecin anglais a fait des efforts inutiles pour distinger le pus d'avec le mucus dans les produits d'expectoration. Dumas de Montpellier trouve, dans les fièvres catarrhales, un rapport manifeste avec la phthisie. Baumes, à l'exemple de Thomas Reid, emploie toute espèce de réactifs pour reconnaître les caractères propres du pus et du mucus. Bayle n'indique aucun moyen sûr de distinguer ces deux maladies sur le vivant. Avenbrugger n'a jamais appliqué sa méthode à l'étude de la phthisie pulmonaire. Morton a surpassé tous les auteurs dogmatiques et pratiques qui ont fait, avant Laënnec, l'histoire de cette maladie; il décrit très-bien les symptômes généraux de cette dernière, et le diagnostic est porté, dans son ouvrage, aussi loin qu'il était possible de le faire avant la découverte de la percussion et de l'auscultation; mais on voit, à chaque instant, que l'auteur manque de ces deux puissants instruments. Laënnec est venu à son tour, et, employant les moyens que nous avons déjà mentionnés plus haut, il a mis encore fin à cette incertitude de la science. En vérité, quand il n'aurait rendu d'autre service à la médecine que celui d'avoir le premier fixé, d'une manière irrévocable, les limites qui séparent des maladies aussi dissemblables que la pleurésie et la pneumonie, la phthisie et le catarrhe chronique, il n'en mériterait pas moins d'être mis à côté des séméiologistes les plus grands de toutes les époques.

Les considérations de Laënnec sur la phthisie ont servi de base à tous les ouvrages modernes qui ont eu pour objet l'histoire de cette maladie. Les anciens connaissaient, on ne peut en douter, quelques-unes des formes de la phthisie. Suivant Hippocrate lui-même, une tumeur se développe d'abord dans le poumon, est accompagnée d'une toux sèche, se ramollit plus tard, et finit par entraîner la consomption. Il est tel passage de son livre *de morbis*, où les ulcères tuberculeux du poumon sont décrits, en quelques lignes, avec la plus grande clarté et la plus grande exactitude. On trouve, dans Bonet, quelques exemples d'altérations organiques qui se rapportent évidemment à cette affection. Morgagni nous a laissé très-peu de détails sur ce sujet; il n'a disséqué qu'un cadavre de phthisique, parce qu'il craignait de contracter une maladie qui était regardée, de son temps, comme contagieuse. Nous rencontrons ensuite les auteurs dont les noms ont été déjà cités, et qui ont essayé de répandre, à leur tour, quelque lumière sur les causes, les symptômes et le traitement d'une affection qu'on doit regarder comme un des plus grands fléaux de l'espèce humaine. Laënnec envisagea, le premier, cette lésion organique sous son vrai point de vue, et tous les pathologistes, d'accord avec lui, réservent exclusivement aujourd'hui le nom de phthisie à la maladie caractérisée par la présence des tubercules dans le tissu pulmonaire. L'origine première de cette production anormale est encore un sujet de discussion. D'après notre auteur, les tubercules commencent par de petits grains transparents, gris, quelquefois même diaphanes ou incolores, qu'il nomme granulations miliaires, et qui, présentant bientôt des points opaques, s'agrandissent de dedans en dehors ou bien de dehors en dedans. Laënnec ne s'est point occupé de déterminer la nature de leur composition chimique. Cet examen aurait pu conduire cependant à des applications physiologiques de la plus grande valeur.

L'auteur du Traité d'auscultation a mérité le suffrage des bons observateurs, quand il a soutenu que l'inflammation doit être rayée du nombre des causes de la phthisie pulmonaire : presque toutes ses recherches, sur le diagnostic de cette maladie, ont été consacrées par l'assentiment de tous les médecins de l'Europe; mais il a surtout produit la plus grande révolution dans les idées généralement reçues jusqu'à lui, en prouvant, à l'aide du scalpel et du stéthoscope, que, si la phthisie est en général rebelle à tous les moyens de la thérapeutique, la nature déploie cependant, dans certains cas, une puissance qu'on était loin de lui soupçonner, et qu'elle procède quelquefois très-heureusement, par la cicatrisation complète des cavernes, à l'entière et radicale guérison d'une affection regardée jusque-là comme toujours incurable.

M. Fournet a combattu, dans ces derniers temps, cette assertion avec beaucoup de chaleur; il s'est efforcé d'établir que ces prétendues cicatrices ne sont que des prolongements fibreux et un tissu inodulaire résultant de pleurésies anciennes. Mais les observations nombreuses recueillies et publiées par MM. Andral, Cruveilhier, Roger Prus, Hugues Bennet, médecin écossais, maintiennent encore intactes les conclusions de Laënnec. Les travaux de ce dernier, sur la phthisie, ont cependant subi quelques modifications plus ou moins importantes que nous devons signaler. Ce médecin ne croyait pas qu'il fût possible de diagnostiquer l'existence des tubercules, dès le moment de leur naissance. Jakson de Boston a reconnu depuis que, lorsque le poumon devient plus dense par le développement de la matière tuberculeuse, le bruit de l'expiration qui, dans l'état normal, est à peine sensible, augmente d'intensité, et finit par égaler et même par masquer le bruit de l'inspiration. Ce signe est très-précieux, en ce sens qu'il fait soupçonner l'induration du poumon, long-temps avant que la percussion et l'auscultation puissent fournir quelques données utiles.

M. Fournet a fécondé, d'une manière remarquable, l'heureuse découverte de Jakson, mais il a, de plus, porté son attention sur les différences de durée qui existent entre l'inspiration et l'expiration, au moment où les tubercules commencent à se former. Il a étudié ces deux phénomènes physiologiques, sous tous les rapports, avec une patience et un talent d'observation vraiment admirables; et l'on trouve, dans son livre, sur le diagnostic de la phthisie à sa première période, des lumières et des renseignements précieux que l'on chercherait vainement ailleurs.

M. Hirtz a signalé, sous le nom de bruit respiratoire râpeux, un phénomène qui se produit dans la période de crudité des tubercules, et il regarde ce bruit morbide comme un signe pathognomonique de leur développement. On a cependant constaté l'exactitude de cette observation.

M. Louis, dans ses Recherches sur la phthisie, a décrit les ulcérations de la trachée, celles du larynx, et surtout celles de l'épiglotte. Il a, le premier, appelé l'attention sur la fréquence du ramollissement de la membrane muqueuse gastro-intestinale chez les phthisiques. Il a posé, enfin, comme *règle absolue, que, si l'on trouve d'abord des tubercules ailleurs que dans le poumon, on en rencontrera sûrement dans ce dernier organe*. Des faits observés par M. Andral et plusieurs autres médecins, ont prouvé qu'il y a de nombreuses exceptions à ce principe.

Les travaux de Laënnec, sur les maladies du cœur, ne sont pas aussi complets et n'ont pas obtenu la même confiance que ses recherches sur les affections du poumon. L'anatomie pathologique y est cependant toujours traitée avec la même perfection, quoiqu'on ait signalé depuis quelques lésions organiques du cœur qui lui ont échappé, sans doute, dans le cours de ses observations. Il a également appliqué au diagnostic de ces maladies, et avec toute l'exactitude dont il était capable, sa méthode d'auscultation, mais ses efforts n'ont pas toujours été couronnés d'un succès complet. Il rencontra lui-même, dans sa marche, des obstacles qu'il désespérait de vaincre, même avec les puissants moyens d'investigation qui l'avaient conduit à de si beaux résultats dans l'étude des affections pulmonaires. Mais il manquait à ses recherches une base essentielle, et cette base on ne l'a point encore trouvée, et peut-être la science ne l'aura-t-elle jamais en sa possession. Voici les données sur lesquelles repose l'auscultation pulmonaire : la pénétration de l'air atmosphérique, dans les cellules du poumon, produit un bruit que l'on peut étudier avec soin sur les personnes saines. Toute modification à ce bruit que nous appellerons normal, suppose nécessairement une lésion quelconque des organes au sein desquels elle se produit. Il ne s'agissait donc plus que de constater, par l'ouverture répétée des cadavres, quelles sont les altérations organiques qui coïncident avec telle ou telle nuance des bruits respiratoires. Voilà ce que Laënnec a fait avec le plus grand bonheur pour les maladies du poumon ; voilà ce qu'il n'a pu faire pour les maladies du cœur. Il ne s'est pas douté que la grande difficulté consistait à déterminer la vraie cause des bruits de cet organe. D'où vient, en effet, ce bruit double? est-il uniquement dû à la contraction des fibres et des colonnes charnues du cœur? le jeu des valvules sert-il exclusivement à le produire? prend-il sa source dans le frottement des colonnes sanguines les unes contre les autres et contre les parois des organes circulatoires? le choc du cœur contre les parois du thorax lui donne-t-il seul naissance? ou bien ce double battement provient-il du concours simultané de tant de causes différentes? C'est là que gît tout le problème. Laennec n'a cependant jamais avancé, comme on l'a souvent prétendu, que le premier bruit dépend de la contraction des ventricules, et le second de celle des oreillettes; il s'est contenté de dire que le premier bruit isochrone au choc du cœur et au pouls doit coïncider avec la systole des ventricules, et que le second bruit se fait entendre pendant la diastole des mêmes ventricules et la systole des oreillettes. Voilà la vérité. Les médecins qui, depuis Laënnec, ont parlé des maladies du cœur, ont tous agité la question de l'origine de ces deux bruits : j'aurais trop à faire si je voulais citer ici les opinions diverses de MM. Marc d'Espine, Pigeaux, Spittal, Hope, Rouannet, Magendie, qui se sont occupés d'un sujet si difficile. Il me suffira de dire qu'aucune de leurs théories n'est admise aujourd'hui d'une manière absolue, et que les applications pratiques auxquelles elles ont toutes donné lieu méritent, en général, peu de confiance.

Si Laënnec avait pu être témoin de l'éclatante discussion qui s'éleva, en 1831, sur l'origine et la cause des bruits du cœur, il est permis de croire que, réunissant toutes les forces de son esprit pour élucider ce point obscur de physiologie, il aurait du moins fourni quelques éléments de plus à la solution de ce problème. Lui seul était capable de mettre, dans cette étude, la patience, l'exactitude et surtout cet esprit de rapprochement qui mènent aux grandes découvertes. Toutefois, si, comme nous l'avons dit plus haut, ses travaux sur les maladies du cœur n'ont point la même portée que ses conclusions sur les maladies du poumon, nous croyons cependant qu'il n'a pas été surpassé. Presque toutes les lésions organiques du cœur, il les a rencontrées; tous les bruits qui se passent au sein de cet organe, il les a entendus : il ne les a pas toujours, il est vrai, interprétés avec justesse; mais ses recherches sur l'auscultation du cœur n'appartiennent qu'à lui seul, et ce mérite d'invention le rend très-supérieur, selon nous, à tous ceux qui depuis sont entrés dans la même carrière.

Nous ne devons pas toutefois nous dissimuler qu'il resterait peut-être encore une difficulté lors même que la cause des bruits du cœur serait entièrement dévoilée. Ces bruits sont loin d'être, en eux-mêmes, aussi variés que ceux des poumons. Le bruit de soufflet, par exemple, auquel on a fait signifier tant de choses, se présente souvent identique dans les maladies les plus diverses de l'organe central de la circulation. Laënnec lui-même reconnaît « que, parmi tous les » phénomènes qu'a fait connaître l'auscultation mé- » diate, le bruit de soufflet seul n'est lié à aucune » lésion des organes dans laquelle on puisse trouver » sa cause » ; et les vitalistes se sont emparés avec avantage de cet aveu précieux sorti de la bouche d'un des chefs les plus éminents de l'école anatomo-pathologique. Quoi qu'il en soit de cette opinion, des praticiens très-habiles et très-exercés ont regardé le bruit de soufflet tantôt comme signe du rétrécissement des orifices du cœur, tantôt comme signalant l'existence de l'endocardite, et enfin comme indiquant une insuffisance de valvules qui n'est elle-même qu'une conséquence de la dilatation des orifices. On pourrait en conclure que le bruit de soufflet n'est le signe pathognomonique d'aucune de ces affections.

La science des maladies du cœur n'a pas fait de grands progrès depuis la mort de Laënnec, malgré les prétentions des médecins de notre époque. On a peut-être mieux apprécié la valeur de quelques signes fournis par l'auscultation, mais on a fait, en réalité, fort peu de découvertes. Presque tous les aperçus que l'on a regardés comme neufs, dans ces derniers temps, remontent, sans aucun doute, à une époque plus reculée. Ainsi, par exemple, nous lisons tous les jours que M. Bouillaud a singulièrement agrandi le cercle des affections organiques du cœur, en faisant connaître une maladie nouvelle à laquelle il a donné l'heureuse dénomination d'endocardite. Ce mot, très-bien composé, est, en effet, de M. Bouillaud; mais, avant lui, M. Andral signalait, en 1826, la même lésion qu'il désignait sous le nom de cardite interne; et long-temps avant ces deux médecins eux-mêmes, Broussais avait écrit déjà ces remarquables paroles : « Le cœur s'enflamme par sa » membrane interne ; c'est la cardite la plus ordi» naire. » De plus, la découverte de M. Bouillaud sur la coïncidence de l'endocardite avec le rhumatisme articulaire, cette découverte sur laquelle il fonde l'espoir de sa gloire dans la postérité, appartient tout entière au professeur du Val-de-Grâce. Ce dernier avait déjà dit que « l'irritation ou l'inflamma» tion qui a débuté par l'appareil locomoteur produit » souvent la cardite interne en se fixant dans l'in» térieur du cœur. »

On attribue également à Corrigan, médecin anglais, les premières notions sur l'insuffisance des valvules du cœur et l'explication du phénomène qui en résulte: c'est là une grande erreur. Hope en avait déjà réclamé la priorité ; mais la découverte de cette altération anatomique et l'indication du principal symptôme qui en est la conséquence, sont dues entièrement à Selle, médecin de Frédéric II, roi de Prusse. On peut s'en convaincre en lisant l'observation 24e de son ouvrage, intitulé : Observations de médecine. Il est dit, dans cet endroit, que, à l'ouverture du corps d'un jeune homme, on trouva les valvules du cœur ossifiées et immobiles, et, de plus fort, retirées, en sorte que le sang, poussé par le cœur, pouvait bien en sortir, mais il devait naturellement y refluer à cause de cet élargissement ; et occasionner du désordre dans le système artériel. Ce qu'on ne peut contester à Corrigan, c'est d'avoir, le premier, très-bien établi le diagnostic de cette maladie à l'aide des moyens fournis par l'auscultation.

Le diagnostic de la péricardite n'est pas, comme on le dit, devenu beaucoup plus facile aujourd'hui que du temps même de Laënnec. Le bruit de cuir neuf, que M. Collin prétend avoir signalé le premier, avait été reconnu long-temps par l'auteur du Traité d'auscultation, dont voici les paroles que je transcris littéralement : « J'ai cru, pendant quelque temps, » que le bruit de cuir neuf pouvait être un signe de » péricardite ; je me suis convaincu depuis qu'il » n'en était rien. »

Une seule découverte importante a été faite, selon nous, depuis vingt ans, dans le domaine de la pathologie du cœur. L'apoplexie musculaire de cet organe n'avait pas encore été mentionnée; Sénac, Morgagni, Corvisart et Laënnec, l'ont passée sous silence, soit qu'ils ne l'aient jamais observée, soit qu'ils en aient méconnu les caractères. M. Cruveilhier a fait, le premier, connaître cette singulière altération.

Laënnec ne s'est occupé de l'hypertrophie du cœur que sous le rapport de l'anatomie purement descriptive et sous celui du diagnostic, mais on n'a presque rien ajouté depuis à ses observations, qui sont, en général, d'une grande exactitude. La distinction des hypertrophies et dilatations, qui a remplacé fort avantageusement la division des anévrysmes de cœur admise par Corvisart, est l'œuvre de M. Bertin, lequel introduisit, en 1811, cette innovation dans la science. Kreysig a bien eu, sur ce dernier, l'avantage de publier, quelques années avant, des idées à peu près semblables; mais on a démontré que Bertin n'a pu rien emprunter à l'auteur allemand.

Laennec regardait trois lésions graves comme n'offrant pas des signes pathognomoniques constants au médecin exercé dans l'art de percuter et d'ausculter: ces affections sont l'anévrysme de l'aorte, les concrétions sanguines du cœur antérieures à la mort, et la péricardite. Cette opinion peut être soutenue encore aujourd'hui. M. Louis a plusieurs fois, dit-on, diagnostiqué la péricardite, en réunissant les données fournies par la matité du son et la voussure du thorax; mais ces deux signes ne se rencontrent certainement pas toujours, et, quand ils se réunissent, ils sont loin d'être infaillibles. Si les concrétions polypiformes n'ont qu'un petit volume, on ne peut que supposer et non affirmer leur existence. Quant aux anévrysmes de l'aorte, MM. Bertin et Bouillaud ont reconnu quelquefois des affections de ce genre au moyen de l'auscultation; mais, en somme, depuis Sénac, qui avait indiqué, dans son ouvrage, trois signes caractéristiques de ces lésions organiques, le diagnostic n'a point fait de progrès sensibles sur ce point.

MM. Bouillaud et Pigeaux ont pris, dans ces derniers temps, les maladies du cœur pour sujet de leurs travaux. Le premier est un auscultateur très-exercé sans doute, mais ses doctrines sont presque toujours entachées de Broussaisisme; le dernier a rendu service à la science en démontrant, malgré les idées de Corvisart, trop généralement admises, que le pronostic des maladies du cœur n'est pas aussi souvent funeste que l'assurait ce dernier praticien.

Nous nous arrêterons ici dans cette analyse; nous aurions encore bien des choses à dire, mais il faut se borner. Toutefois, pour donner une idée à peu près complète des travaux divers de l'auteur du Traité d'auscultation, nous présenterons, dans une espèce de résumé, l'énumération générale des services qu'il a rendus à la médecine.

Laënnec anatomo-pathologiste ne poursuit point, comme Bichat, une idée généralisatrice à travers la variété des lésions qu'il soumet à son étude. Il se contente de décrire, purement et simplement, ce qu'il a sous les yeux; il rapproche et réunit dans un même cadre les altérations anatomiques qui ont entre elles plusieurs points de ressemblance, mais il rompt toujours ce lien d'unité si les grandes analogies viennent à lui manquer. Bichat est moins occupé de descriptions techniques; tout entier à la recherche des causes et des effets, il veut retrouver partout la réalisation de ce plan uniforme qui préside, selon lui, aux ouvrages de la nature. Cette marche a sans doute quelque chose de plus élevé, de plus philosophique; mais cette méthode garantit moins sûrement de l'erreur, et les résultats pratiques auxquels est arrivé Laënnec ont fixé plus solidement la base sur laquelle doit s'appuyer la science pour se diriger vers la perfection.

C'est en marchant dans cette voie que le dernier a découvert la péritonite chronique, la mélanose, les cancers encéphaloïde et colloïde, l'œdème, l'emphysème, la gangrène partielle du poumon, l'apoplexie pulmonaire, le pneumothorax, et qu'il a décrit avec l'exactitude la plus satisfaisante la plupart des altérations des organes thoraciques.

Ses titres, comme séméiologiste, sont peut-être encore plus brillants. Il a fixé le premier, irrévocablement, le diagnostic différentiel de la pneumonie et de la pleurésie, de la phthisie et du catarrhe. On lui doit la découverte de la pneumonie centrale. Grâce à ses observations sur la différence de siége qu'affectent les altérations commençantes de la pneumonie et de la phthisie, peu de médecins croient aujourd'hui que la dernière de ces affections est engendrée par la première. Les épanchements pleurétiques sont reconnus maintenant avec exactitude et facilité, et les chirurgiens, sous ce rapport, doivent une grande reconnaissance à Laënnec. Toutes les obscurités relatives à l'histoire de l'hydro-pneumothorax ont été dissipées par les travaux de ce dernier;

qui a parfaitement expliqué pourquoi les médecins ont tantôt repris, tantôt abandonné la méthode de succussion hippocratique. Il a si bien établi le diagnostic des cavernes pulmonaires, que l'on peut souvent indiquer avec précision leur siége et leur nombre, leur étendue et leur profondeur, leur état de plénitude ou de vacuité. Il a démontré la possibilité de la cicatrisation des cavernes du poumon par les seules puissances de la nature. Nous lui devons des signes en général très-utiles pour distinguer les hypertrophies et les dilatations du cœur. Enfin, la médecine pratique lui est redevable d'une règle à peu près sûre pour saisir les indications de la saignée, et ce moyen consiste à mettre en parallèle la force des contractions du cœur et celle des pulsations artérielles.

On pourrait demander, maintenant, si la découverte de l'auscultation a perfectionné le traitement des maladies pulmonaires. Nous tâcherons de répondre en quelques mots à cette question, car l'espace et le temps nous pressent.

Le traitement des affections de poitrine s'est amélioré, sans nul doute, depuis cette découverte. Le diagnostic est la base essentielle de la thérapeutique : or, si, comme on ne le peut nier, l'auscultation a beaucoup augmenté le nombre et la valeur des signes caractéristiques des maladies du poumon, le traitement a dû retirer de grands avantages de cette connaissance. Il est permis de supposer en effet, sans injustice, que les anciens, dépourvus d'un instrument si puissant, ont confondu quelquefois des affections essentiellement différentes, et que, par une conséquence bien naturelle, ils ont appliqué à l'une un mode de médication qui ne pouvait convenir qu'à l'autre. Au reste, si Laennec lui-même a été un thérapeutiste souvent très-heureux, c'est qu'il était d'abord un séméiologiste très-habile.

Mais cette méthode n'a-t-elle pas eu quelques conséquences dangereuses dans la pratique? Oui, et nous croirions manquer à l'exactitude et à la vérité, si nous les passions sous silence. Depuis Laennec, plusieurs médecins appelés à traiter une maladie de poitrine, puisent les éléments de leur diagnostic dans l'exploration exclusive des organes thoraciques. Ils envisagent l'affection comme purement locale; ils ne consultent point les symptômes généraux; ils semblent ignorer les modifications qu'exerce sur tout l'organisme le principe vital qui tient tout sous sa dépendance. L'auscultation est venue à une époque où l'anatomie pathologique tendait, par ses recherches, à localiser toutes les maladies; elle a malheureusement secondé des prétentions si funestes, et la science a subi, sous ce rapport, un mouvement bien évidemment rétrograde; car, s'il fallait admettre que toutes les affections sont purement locales, comment se ferait-il, par exemple, que, chez un sujet attaqué de phthisie, la fièvre hectique ne soit pas toujours proportionnée à l'étendue de la lésion pulmonaire? Tantôt, par exemple, on constatera l'existence de cavernes peu nombreuses et très-limitées, et cependant la faiblesse et l'émaciation seront extrêmes; tantôt les poumons seront à peu près complètement désorganisés, et la vie semblera conserver encore une grande énergie. De plus, comment expliquer ces ulcérations de la trachée et du larynx, ce ramollissement de la muqueuse gastro-intestinale, l'état graisseux du foie et l'ensemble de toutes ces altérations que M. Louis, dans son livre, a décrites avec tant d'exactitude? La phthisie n'est donc pas une maladie locale; c'est une affection générale qui attaque à la fois tout l'organisme. On ne pourra jamais trop le redire : pour comprendre une maladie, il ne faut pas se contenter d'interroger un seul viscère, il faut étudier en même temps toute l'économie.

L'auscultation a donc eu pour résultat fâcheux de faire prédominer le diagnostic local sur le diagnostic général.

Nous mentionnerons une autre conséquence également désastreuse. Séduits par la précision rigoureuse avec laquelle cette méthode veut souvent établir son diagnostic, quelques médecins ont voulu donner à la médecine une forme semblable à celle d'autres sciences qui se piquent de marcher avec une exactitude pour ainsi dire scrupuleuse : de là cette application du calcul arithmétique que les bons praticiens regardent comme subversive de l'art de guérir. Cette méthode numérique a été surtout exploitée dans les recherches auxquelles on s'est livré pour organiser la science de la pathogénie. On a bien pu faire dépendre du calcul l'appréciation des causes occasionnelles; mais qu'a-t-on fait des causes prédisposantes ? Cependant la prédisposition est un élément nécessaire qu'il n'est pas permis de négliger, et cet élément, comme il est facile de le comprendre, n'est jamais susceptible de calcul ni de mesure. Nous sommes loin toutefois de faire retomber sur Laënnec lui-même les fautes de ceux qui ont voulu marcher sur ses traces sans avoir son étendue d'esprit et sa prudence. Ce médecin étudiait toujours en même temps les symptômes généraux : il aimait à reconnaître que les éléments des maladies sont plus nombreux que ne le prétendaient, de son temps, des esprits systématiques et passionnés. Quoiqu'il ait recommandé sans cesse, avec chaleur, l'étude de l'anatomie pathologique, il a toujours admis l'existence des fièvres essentielles. Il avoue lui-même les bornes de sa méthode dans plusieurs endroits de ses ouvrages, et personne ne fut jamais, sous ce rapport, plus modeste que lui. Ce n'est point un esprit exclusif et stationnaire ; il veut toujours agrandir, par quelque endroit, la carrière dans laquelle il se trouve renfermé. Impatient de la faiblesse et de la timidité de la thérapeutique ordinaire, il a, le premier, introduit en France les pratiques hardies de la médication rasorienne. Ennemi des systèmes qui ne s'arrêtent qu'à la matière, il prit le vitalisme pour sujet de ses méditations dans les dernières années de sa vie. Nourri des croyances d'un haut spiritualisme, ce génie supérieur était bien fait pour comprendre des théories qui élèvent et ennoblissent l'intelligence humaine. Il admira les doctrines de Barthez et s'y livra avec le plus grand enthousiasme; et j'aime d'autant plus à signaler cette conformité d'opinions et de vues, que ces deux médecins, qui ont répandu tant de gloire, l'un sur l'École de Montpellier, et l'autre sur celle de Paris, ont présenté, dans leur génie et dans les circonstances au milieu desquelles ils ont vécu, les plus grandes ressemblances en même temps que de frappants contrastes. Tous les deux, versés profondément dans la connaissance des langues anciennes, avaient apporté, dans l'étude de la médecine, un esprit orné et fortifié par la culture des lettres. Le professeur de Montpellier possédait la plupart des langues vivantes de l'Europe; celui de Paris avait étudié les origines des idiomes modernes, pour fixer leurs rapports et leurs affinités avec le celtique qui a fourni matière à tant de discussions savantes. Tous les deux ont été de la plus grande probité scientifique, et ne se sont jamais approprié les découvertes des autres : un grand amour de la vérité formait pour ainsi dire le fond de leur caractère. Tous les deux, hardis et indépendants dans leur manière de voir et de penser, ont introduit un point de vue nouveau dans la science de la médecine : le premier a illuminé ce chaos où la thérapeutique et la physiologie étaient depuis si long-temps plongées ; le second a répandu la plus vive lumière sur les maladies de poitrine, couvertes jusqu'à lui de si épaisses ténèbres. Tous les deux ont laissé, dans leurs ouvrages, des lacunes importantes : Barthez n'a pas rempli l'étendue de son plan, puisqu'il n'a point parlé des fonctions physiologiques ; Laënnec n'a pas songé à étudier la cause des bruits du cœur ; et sans cet oubli, sans cette inadvertance, une grande difficulté qui arrêtera long-temps encore la science dans un cercle étroit et borné, aurait été peut-être résolue ou du moins éclaircie en partie. Tous les deux ont eu beaucoup à souffrir de la part des envieux : les ennemis de Laënnec, ne pouvant lui contester le mérite d'avoir créé sa méthode, cherchaient à la déprécier, à la discréditer par toute sorte de moyens ; et Barthez a vu, d'un côté, ses détracteurs prétendre qu'il n'avait fait que rajeunir des idées déjà anciennes, et, de l'autre, des rivaux sans conscience s'enrichir de ses dépouilles, et présenter, comme leur appartenant en propre, des aperçus dont il était le véritable auteur. Tous les deux étaient professeurs accomplis, et savaient intéresser vivement leurs auditeurs. Le créateur de l'auscultation n'avait qu'à développer les principes de sa nouvelle séméiologie pour attacher ses élèves ; le défenseur du vitalisme trouvait toujours, par la sagacité de son esprit, quelque considération nouvelle qui avait jusque-là échappé aux savants ; la puissance de sa mémoire lui fournissait des faits historiques innombrables dont il tirait sur-le-champ des conséquences inattendues en faveur de son système ; ses succès dans la chaire furent des plus remarquables ; ses leçons étaient suivies avec le plus grand empressement, et jamais on ne vit plus d'affluence à l'amphithéâtre. Sous ce dernier rapport, Laënnec eut encore peut-être plus de bonheur : il y avait, dans la composition de son auditoire, quelque chose de plus brillant et de plus flatteur ; le bruit des merveilleux résultats obtenus au moyen du stéthoscope avait attiré, aux pieds de sa chaire, des étudiants et des médecins de toutes les parties du monde, et là, pour se faire comprendre de tous, l'illustre professeur s'exprimait dans cette langue précise et forte, dans cette langue latine qu'il connaissait si bien, et qui a été si long-temps le lien commun des savants de tous les pays, au milieu des divergences de nos idiomes modernes. Le médecin de Paris est plus exact dans ses résultats, plus prudent dans sa marche, plus logicien dans la série de ses idées; il ne se presse pas autant de conclure; il est plus contemplateur; il attend, pour ainsi dire, que la vérité vienne à lui; il semble tenir en sa main un miroir plan qui réfléchit les objets avec exactitude et précision, ou qui du moins ne les altère que d'une manière à peu près imperceptible. Le médecin de Montpellier est plus hardi, plus inventeur, plus fécond en ressources; il marche d'un pas plus rapide vers la solution d'un problème; il force la vérité à se découvrir devant lui, et quelquefois il se précipite, en quelque sorte, sur elle; armé d'un miroir très-concave, il fait souvent jaillir, au point de contact des rayons, une vive lumière qui dénature quelquefois les objets en répandant trop d'éclat. Ainsi, par exemple, lorsqu'il réunit, à la fin de son ouvrage, tant d'observations extraordinaires, il paraît moins songer aux intérêts de la vérité qu'à la défense d'un système.

Le style du premier se recommande surtout par l'union de la clarté et de la précision; on peut cependant y signaler de temps à autre quelques négligences. Je ne connais point de style plus nerveux et plus concis que celui du second; mais l'incorrection et l'obscurité s'y mêlent trop souvent.

Si on les compare sous le rapport de la doctrine, on peut les citer tous les deux comme des modèles;

ils suivent tous les deux Hippocrate ; ils ont envisagé cependant des faces diverses de la science : l'un subordonne tout aux lois du principe vital ; l'autre s'attache de préférence aux phénomènes physiques ; il ne cherche pas, il est vrai, à généraliser trop l'emploi de sa méthode et de son instrument ; mais la lumière qu'il a répandue sur des maladies dont la connaissance paraissait inaccessible à nos recherches, a séduit les médecins de l'École de Paris ; elle les a confirmés encore plus dans leur attrait exclusif pour l'anatomie pathologique ; elle les a détournés de l'étude des phénomènes de la vie, sans laquelle la science de l'homme ne saurait avoir de base vraiment solide. Le point de vue dans lequel s'est placé Barthez est sans contredit plus large et plus fécond en applications médicales et physiologiques ; et s'il n'attache pas une si grande importance aux lésions organiques, il ouvre, d'un autre côté, le plus vaste champ aux spéculations des pathologistes, en appelant leur attention sur les forces sensitives et motrices dont il a déterminé les lois avec hardiesse et profondeur.

La destinée des doctrines de ces deux chefs d'école a été un peu différente : l'apparition du vitalisme ne produisit pas, dans le monde savant, une sensation aussi vive que la découverte de l'auscultation ; il avait contre lui de grands désavantages ;

l'objet qu'il défendait fut regardé d'abord comme une pure abstraction ; la forme de l'ouvrage dans lequel il était exposé avait peu d'agrément : de plus, nos troubles révolutionnaires devaient nuire à la propagation de tout système scientifique. L'auscultation, au contraire, parlait aux sens ; elle se montrait à nous après la guerre et les agitations politiques ; mais l'avenir de ces deux doctrines est immense et incalculable. L'une est, sans contredit, plus étendue, plus importante ; elle embrasse tout l'homme ; l'autre est plus restreinte, et ne s'applique qu'à l'étude des organes renfermés dans la poitrine. Il faudra bien du temps encore pour compléter la première, car son domaine est presque illimité ; l'autre semble n'avoir à faire qu'un pas pour arriver à la perfection : vienne une intelligence supérieure qui détermine la cause des bruits du cœur, et établisse sur cette base la théorie des affections de cet organe, et l'auscultation prendra sa place à côté des sciences les mieux faites et les mieux organisées.

Toutefois, la gloire de nos deux illustres émules ira croissant encore, bien loin de diminuer ; et, pour rassembler en quelques mots les traits épars de cette comparaison, nous ne croyons pas nous livrer aux inspirations exagérées d'un enthousiasme illégitime, en avançant que Barthez, en thérapeutique et en physiologie, n'a d'égal chez aucun peuple, et que Laënnec est l'anatomo-pathologiste le plus exact, le plus parfait, et le séméiologiste le plus profond des temps modernes.

FIN.

Vu, permis d'imprimer.

Le Président-Censeur, GOLFIN.

Montpellier, le 27 Août 1851.

QUESTIONS TIRÉES AU SORT,

AUXQUELLES LE CANDIDAT DOIT RÉPONDRE VERBALEMENT,

d'après l'arrêté du 22 Mars 1842.

CHIMIE MÉDICALE ET PHARMACIE.

Comment distinguer le vinaigre distillé du vin du vinaigre distillé de bois?

CHIMIE GÉNÉRALE ET TOXICOLOGIE.

De l'acide carbonique; décrire ses propriétés physiques et chimiques.

BOTANIQUE.

Comparer les poils des végétaux à ceux des animaux.

ANATOMIE.

Du tissu adipeux considéré au point de vue de l'histologie.

PHYSIOLOGIE.

Qu'est-ce que la physiologie en général? Ce nom a-t-il eu toujours la même signification?

7

PATHOLOGIE ET THÉRAPEUTIQUE GÉNÉRALES.

Exposition critique du système de Brown.

PATHOLOGIE MÉDICALE OU INTERNE.

De la douleur.

PATHOLOGIE CHIRURGICALE OU EXTERNE.

Des fractures de l'extrémité inférieure du radius.

THÉRAPEUTIQUE ET MATIÈRE MÉDICALE.

Des indications fournies par les métastases.

OPÉRATIONS ET APPAREILS.

Quelles sont les causes les plus fréquentes de la mort à la suite des grandes opérations chirurgicales ?

MÉDECINE LÉGALE.

Devoirs et qualités du médecin légiste.

HYGIÈNE.

Quelles sont les précautions que doivent prendre les hommes de peine pour éviter les accidents auxquels ils sont exposés dans l'exercice de leur profession ?

ACCOUCHEMENTS.

Des changements de position de l'utérus aux diverses époques de la grossesse.

CLINIQUE INTERNE.

De l'hémorrhagie nasale considérée sous le point de vue du pronostic.

CLINIQUE EXTERNE.

De l'étude de l'urine suivant les divers temps de la maladie.

TITRE DE LA THÈSE A SOUTENIR.

Études médicales sur les travaux de Laënnec.

FACULTÉ DE MÉDECINE

DE MONTPELLIER.

PROFESSEURS.

MM.	
BÉRARD ✱, Doyen.	Chimie générale et Toxicol.
LORDAT. O. ✱.	Physiologie.
DUPORTAL ✱.	Chimie médicale et Pharm.
DUBRUEIL. O. ✱.	Anatomie.
GOLFIN ✱, *Président.*	Thérapeutique et Mat. med.
RIBES ✱, *Examinateur.*	Hygiène.
RECH ✱.	Pathologie médicale.
RENÉ ✱. ✠.	Médecine légale.
ESTOR.	Opérations et Appareils.
BOUISSON ✱.	Clinique chirurgicale.
BOYER.	Pathologie externe.
I DUMAS.	Accouchements.
FUSTER.	Clinique médicale.
JAUMES.	Pathologie et Thérap. géner.
ALQUIÉ.	Clinique chirurgicale.
MARTINS ✱.	Botanique et Hist. nat. méd.
N.......	Clinique médicale.

PROFESSEUR HONORAIRE.

M. LALLEMAND O. ✱, *Membre de l'Institut.*

AGRÉGÉS EN EXERCICE.

Mrs CHRESTIEN	Mrs LOMBARD.
BROUSSE.	ANGLADA, *Examinateur.*
PARLIER ✱, *Examinateur*	LASSALVY.
BARRE.	COMBAL.
BOURELY.	COURTY.
BENOIT.	BOURDEL.
QUISSAC.	

La Faculté de Médecine de Montpellier déclare que les opinions émises dans les Dissertations qui lui sont présentées, doivent être considérées comme propres à leurs auteurs ; qu'elle n'entend leur donner ni approbation ni improbation.

www.ingramcontent.com/pod-product-compliance
Ingram Content Group UK Ltd.
Pitfield, Milton Keynes, MK11 3LW, UK
UKHW020216200726
13856UKWH00004B/1420

9 782011 288509